# ANGINE COUENNEUSE

## (CROUP)

## SA GUÉRISON EN QUARANTE-HUIT HEURES

### PAR LE CHLORAL

PAR LE

## Dr Adolphe MERCIER

DE BESANÇON

MEMBRE DE LA SOCIÉTÉ D'ÉMULATION DU DOUBS

> Un remède expérimenté
> Vaut mieux qu'un nouveau inventé.
>
> Ambroise PARÉ

BESANÇON

IMPRIMERIE FRANC-COMTOISE

20, RUE GAMBETTA, 20

1887

# ANGINE COUENNEUSE

## (CROUP)

## SA GUÉRISON EN QUARANTE-HUIT HEURES

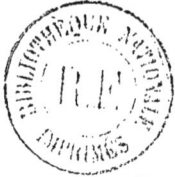

### PAR LE CHLORAL

PAR LE

## Dʳ Adolphe MERCIER

DE BESANÇON

MEMBRE DE LA SOCIÉTÉ D'ÉMULATION DU DOUBS

Un remède expérimenté
Vaut mieux qu'un nouveau inventé.

Ambroise PARÉ

## BESANÇON

IMPRIMERIE FRANC-COMTOISE

20, RUE GAMBETTA, 20

1887

# AUX MÈRES DE FAMILLE

Vos joies maternelles, si douces et si pures, sont souvent troublées par des craintes pour la santé des êtres qui vous sont le plus chers. Puissent ces pages, dont je vous offre la dédicace, augmenter, en vous rassurant, votre tranquillité, votre sécurité, vos joies, votre bonheur !

Dr MERCIER.

# INTRODUCTION

Parmi les innombrables maladies qui nous affligent,
une des plus terribles, de celles qui effrayent le plus les
familles, parce qu'elle surprend à l'improviste, traîtreu-
sement, fréquemment, et qu'elle frappe mortellement,
celle que l'on peut affirmer la terreur continuelle, le
cauchemar de toutes les mères, c'est, sans contredit,
le *croup*, terminaison fatale de l'angine couenneuse ou
diphtérie pharyngienne abandonnée à elle-même.

Dans la foule des traitements qui ont été vantés
contre cette maladie comme donnant des résultats cer-
tains, les uns, tels que le calomel, les fumigations d'es-
sence de térébenthine et de goudron, sont souvent peu
praticables, rendus impossibles par des circonstances
diverses, ou infidèles ; les autres, comme la papaïne, la
bière joubarbée, sont introuvables quand le besoin s'en
fait sentir, alors qu'il y a urgence d'agir avec énergie ;
d'autres, enfin, et il y en a un grand nombre, ne réus-
sissent que... quand il n'y a pas de diphtérie.

Ayant, à force de recherches, trouvé une médication

dont les résultats sont sûrs, excepté dans les cas où le médecin a été appelé à la dernière extrémité, je crois de mon devoir d'en faire part à mes confrères et au public.

Dans ces quelques pages, je me propose uniquement d'exposer les résultats heureux obtenus avec le traitement par le chloral, dont je me sers depuis cinq années; je serai donc aussi bref que possible. Je ne traite pas ici une question de pathologie; j'écris un simple article de thérapeutique.

# ANGINE COUENNEUSE

## (CROUP)

### Définition et synonymie

La maladie que, dans cet opuscule, j'appelle angine couenneuse, est une affection spécifique, contagieuse, infectieuse, caractérisée essentiellement au début :

1º Par des symptômes locaux consistant dans l'apparition, sur un ou plusieurs points de la région pharyngienne, de *plaques d'un blanc jaunâtre ou grisâtre,* adhérentes aux tissus sous-jacents, ayant de la tendance à envahir toute la gorge, à gagner le larynx, et à provoquer définitivement le croup.

2º Par des symptômes généraux qui consistent, au début, en élévation de la température (39 à 40º), dureté et fréquence considérable du pouls (115 à 130) et prostration générale.

C'est la maladie que Trousseau désigne sous le nom de *diphtérie pharyngienne,* d'*angine diphtéritique ;* elle a a été aussi appelée *pharyngite couenneuse, pharyngite diphtéritique, stomacace, angine gangréneuse.*

### Diagnostic

Il y a une forme d'angine qui pourrait être confondue avec l'angine couenneuse, c'est l'amygdalite proprement dite, qui se manifeste par une rougeur des piliers du voile du palais, de la luette, une tuméfaction considérable d'une ou des deux amygdales, avec suintement muco-purulent provenant des lacunes des amygdales. Ce suintement pourrait en imposer pour une diphtérie au début ; mais, dans l'amygdalite ou angine tonsillaire, l'exsudat ne forme pas de plaques; il offre l'aspect de points blancs disséminés, avec une régularité souvent assez remarquable, sur toute la surface de l'amygdale, au niveau des lacunes. De plus, dans l'angine couenneuse, au début, les amygdales ne sont pas tuméfiées. Enfin, tandis que dans l'angine couenneuse le pouls arrive presque d'emblée à 120 et 130 pulsations, et la température à 39 ou 40°, dans l'amygdalite, le pouls et la température au début ne diffèrent pas très considérablement de la normale, et la douleur dans la déglutition est très vive, ce qui n'est pas dans l'angine couenneuse.

---

Ceci bien posé, afin qu'il soit impossible de confondre avec n'importe quelle autre la maladie dont je veux parler, je croirais insensé de vouloir, après Trousseau, en décrire un à un les symptômes, la marche, la durée, la terminaison: faire en somme sur ce sujet un article didactique. Les pages qu'a écrites l'illustre et regretté maître comptent parmi les plus belles de ses *Leçons cliniques,* ouvrage qui est lui-même un des plus beaux monuments de notre littérature médicale ; j'y renvoie avec empressement mes lecteurs.

### Historique du traitement par le chloral

Il y a vingt-quatre ans environ, j'assistais, pour la première fois, à une opération de trachéotomie. Le patient était un bel enfant de sept ans, très fort pour son âge, un de ces enfants dont les parents ont le droit d'être fiers. L'opération fut-elle mal conduite? Je ne puis le dire ; mais ce que je sais, c'est qu'on ne put arrêter l'hémorrhagie qui se produisit au moment de l'ouverture de la trachée, et que l'enfant, qui un instant auparavant était encore plein de vie, resta entre les mains de l'opérateur.

Cet accident me causa une impression si profonde qu'elle ne s'est pas encore effacée. Depuis cette époque, je n'ai jamais pu me décider à opérer moi-même, et j'ai même toujours éprouvé une grande répugnance à assister en qualité d'aide, ou même de spectateur, à cette opération. Je dois même avouer qu'une fois reçu docteur et livré à moi-même, au milieu de ma clientèle, j'ai eu pendant longtemps une peur atroce de me trouver en présence d'un cas de croup. Cet ennui m'a été épargné, et, par un heureux hasard, jamais je n'ai eu à soigner cette terrible maladie avant d'être, pour ainsi dire, assuré d'avoir, dans le chloral, un moyen sérieux de la combattre.

Voici comment j'arrivai à employer ce remède.

Vers le milieu de 1882, je fus appelé vers un enfant de trois ans atteint d'angine catarrhale, avec spasme de la glotte. Le petit malade, très indocile, opposa une telle résistance à l'examen de la gorge, que cet examen laissa quelques doutes dans mon esprit, et que je crus prudent d'employer un traitement spécifique contre la diphtérie, en même temps qu'un traitement antispasmodique et anticatarrhal.

Séduit un instant par les affirmations si nettes et si précises du docteur Burggræve, je me décidai à employer, dans cette circonstance, le traitement préconisé dans son *Guide pratique de médecine dosimétrique,* et, pour me conformer entièrement aux prescriptions du *Maître,* j'ordonnai des granules de sulfure de calcium portant la marque de la pharmacie Chanteaud et Cie. Quel ne fut pas mon étonnement, lorsque, examinant les selles diarrhéiques de l'enfant, j'aperçus *tous* les granules ingérés parfaitement intacts, dans un état tel qu'il eût été possible de les faire rentrer dans le courant commercial, absolument comme les pilules perpétuelles usitées autrefois. Ce fut pour moi une très grande déception, et je me vis obligé de chercher un autre remède à la diphtérie.

Pendant longtemps je compulsai avec acharnement tous les livres et documents à ma disposition, et, après nombre de recherches qui ne m'apprirent rien de satisfaisant, je me décidai à entrer dans la voie des innovations, en partant des bases suivantes :

Le traitement de la diphtérie doit être local et général;

Il faut chercher à détruire les fausses membranes sur place, et à neutraliser l'empoisonnement général ;

Pour modifier le pharynx, il n'y a que les caustiques et les cathérétiques (1) ;

Pour neutraliser l'intoxication générale, il faut des antiseptiques.

Il faut encore que les médicaments à employer se trouvent dans toutes les pharmacies, qu'ils puissent être appliqués dans tous les cas, et qu'ils soient facilement tolérés. Il faut, de plus, pouvoir se passer des badigeonnages, opération toujours difficile.

Je pensai que le chloral, qui remplit ces dernières conditions, pourrait peut-être remplir les premières, et je m'occupai à rechercher sa valeur comme antiseptique, ses propriétés cathérétiques m'étant parfaitement connues. Mes recherches ne furent pas longues. J'eus la chance de trouver dans un journal de médecine, dont je regrette d'avoir oublié le titre, comme je regrette d'avoir oublié le nom de l'auteur cité (2), un tableau comparé de l'efficacité des antiseptiques. Deux substances, avec leur équivalent antiseptique, se gravèrent dans ma mémoire ; en voici la formule :

$$\text{Acide phénique,} = 3$$
$$\text{Chloral,} = 1$$

Il faut donc trois fois autant de chloral que d'acide phénique pour obtenir le même résultat ; mais, comme il est beaucoup plus facile de faire absorber à un malade trois, quatre et même six grammes par jour de chloral qu'un gramme d'acide phénique, je résolus, à partir de ce jour, d'employer le chloral lorsque je me trouverais en présence d'un cas de diphtérie.

### Quelques mots sur le chloral

Autant les propriétés hypnotiques et calmantes du chloral ont été vulgarisées, autant, plus encore peut-être, ses propriétés antiseptiques sont restées dans l'oubli, malgré les expériences déjà anciennes de Vulpian. On dirait que les médecins ont peur d'en abuser en lui fai-

(1) On pourrait y ajouter la papaïne ; mais, malheureusement, elle est peu répandue dans le commerce.
(2) C'était un numéro spécimen.

sant jouer plusieurs rôles, et qu'ils ne le trouvent bien
que dans celui de Morphée. C'est un tort. Le chloral m'a
déjà rendu plus de services comme antiseptique que
comme hypnotique. Je l'ai employé, dans un cas où je
manquais de vaccin, chez des personnes très exposées à
la variole ; elles en ont été préservées, mais, en revan-
che, elles se sont ensuite montrées momentanément
rebelles à la vaccine.

Une objection m'a été faite au sujet du chloral par
mon ancien condisciple et ami M. Barbier, actuellement
professeur de chimie organique à la faculté des sciences
de Lyon. Lorsque ce savant était préparateur de M. Ber-
thelot au collège de France, diverses expériences furent
faites, avec le chloral, sur des animaux, et on trouva,
chez ceux qui avaient été empoisonnés avec ce produit
donné à doses toxiques, les chairs imprégnées de chlore,
si bien combiné avec elles qu'on ne pouvait l'enlever
par des lavages réitérés. Mais qu'importe ! si la présence
du chlore n'entraîne aucun trouble dans la santé, ainsi
que cela a été prouvé dans un grand nombre de cas où
des malades ont pris, pendant plusieurs semaines, quatre, six, huit et dix grammes de chloral par jour, sans
intoxication.

### Mode d'emploi du chloral dans la diphtérie pharyngienne

La forme pharmaceutique sous laquelle j'administre
le chloral est le sirop d'hydrate de chloral du Codex,
c'est-à-dire le sirop de chloral au vingtième.

Avant d'employer le chloral, lorsqu'il y a état saburral
bien marqué, langue épaisse, étalée, je fais débuter le
traitement par l'administration d'un vomitif. Pour éviter
la prostration, je n'emploie que la poudre d'ipécacuanha
sans tartre stibié.

Dès que les envies de vomir ont cessé, je commence
l'administration du sirop de chloral de la façon suivante :

On fait prendre au malade, toutes les demi-heures,
deux, trois, cinq grammes de sirop de chloral, suivant
l'âge des sujets. Pour que la gorge en reste imprégnée,
on donne au malade ses boissons ordinaires avant, et
non pas après le sirop de chloral.

Si on ne faisait pas boire le malade avant de donner le sirop de chloral, celui-ci pourrait provoquer des douleurs d'estomac.

Il est bon de forcer un peu les doses au début du traitement, surtout chez les enfants, car le chloral les tient dans un état de somnolence qui facilite l'administration du remède, en les rendant un peu inconscients.

Dès le début, je fais pratiquer, dans les régions antérieure du cou et sous-maxillaire, des onctions avec de l'onguent napolitain belladoné, pour combattre l'engorgement ganglionnaire [1]. Le cou est recouvert de ouate.

Je laisse le malade libre de manger et de boire tout ce qui peut lui être agréable : vin, lait, limonade, aliments solides, pourvu qu'il prenne son sirop de chloral. J'y ajoute du sirop de quinquina.

Pendant quarante-huit heures, une personne sûre doit être constamment près du malade pour donner les remèdes ou en surveiller l'emploi.

*Au bout de 24 heures, il n'y a jamais le moindre changement dans l'état du malade; c'est le statu quo absolu.*

*Au bout de 48 heures, les fausses membranes ont complètement disparu.*

Au moment où les fausses membranes commencent à se détacher, c'est-à-dire de la 40e à la 48e heure du traitement, l'administration du chloral commence à être pénible ; il y a sensation de cuisson dans la gorge au moment où le malade prend le sirop.

Chez les personnes à peau très blanche, à cheveux très blonds, les fausses membranes peuvent ne disparaître que le troisième jour.

Si, après la disparition des fausses membranes, il reste de la rougeur ou de la tuméfaction des amygdales, cas rares, on peut se servir d'un gargarisme astringent.

Il faut ensuite relever les forces du malade au moyen d'une bonne nourriture, de vins généreux, de quinquina.

Dès que les fausses membranes ont disparu, on cesse l'administration du chloral.

En même temps on applique, sur le devant du cou,

---

(1) L'onguent napolitain belladoné, préparé avec la *lanoline*, donnerait, sans doute, d'excellents résultats ; j'en ai la conviction.

une bonne couche de vaseline, tant pour en faciliter le nettoyage que pour panser l'éruption pustuleuse que produit souvent l'onguent napolitain.

Dans le cours de la maladie, s'il y a dyspnée et spasmes, on peut, concurremment avec le chloral, employer les badigeonnages au chlorhydrate de cocaïne. (Solution au 1/50.)

———

Lorsque la maladie est arrivée à sa dernière période, c'est-à-dire s'il y a diphtérie laryngienne, si la voix est complètement éteinte, lorsque, selon Arétée, *vox nihil significat*, je considère le traitement au chloral comme plutôt nuisible qu'utile.

### Statistique et conclusions

Au début de mes essais, j'ai noté avec soin tous les cas qui se sont présentés ; j'en avais déjà vingt, lorsque l'angine couenneuse, sporadique à Besançon, rare il y a quelques années, s'y est montrée avec une certaine fréquence. Une fois assuré du succès, j'ai négligé de noter les cas nouveaux, et, depuis quatre ans, je n'ai noté que les insuccès. Cependant, je dresserais bien une liste d'une centaine de malades au moins, traités par ma méthode.

Sur ce nombre, j'ai eu cinq insuccès.

Au début, étant encore dans la période de tâtonnement, j'ai supprimé trop tôt l'administration du chloral, et on a dû pratiquer la trachéotomie. Le malade a finalement été guéri ; c'était un enfant de cinq ans.

Vers trois autres malades, j'ai été appelé *in extremis;* ils sont morts quatre ou cinq heures après ma première visite; les parents ont refusé l'opération.

Le cinquième était au 4e jour de la maladie ; il avait déjà de la diphtérie laryngienne ; au bout de 36 heures, on a pratiqué la trachéotomie à l'hôpital, où il avait été conduit ; il est mort dix heures après l'opération.

J'ai donc un minimum de 95 guérisons sur 100.

J'ai guéri tous ceux vers lesquels j'ai été appelé dans les deux premiers jours.

Tous ont été guéris en quarante-huit heures.

Trois personnes ont fait exception et ont été guéries

seulement le 3ᵉ jour; c'étaient, ainsi que je l'ai déjà dit, trois enfants remarquables par la blancheur de leur peau et par la teinte claire de leurs cheveux.

*Dans aucun cas, je n'ai eu d'amélioration pendant les vingt-quatre premières heures.*

La durée du traitement est presque mathématique, 48 heures.

---

Maintenant, sûr d'avoir entre les mains un agent d'une efficacité incontestable, lorsque j'arrive au lit d'un malade atteint de diphtérie, plus de doute, plus d'embarras, plus de tâtonnements, plus d'hésitation. En présence d'une angine couenneuse dont les ravages ne sont pas encore suffisamment étendus pour faire perdre tout espoir, je puis agir sur mon malade avec toute l'autorité que donne la certitude.

Quand, au milieu d'une famille affolée, je réponds de la guérison en quarante-huit heures, je vois les fronts se dérider, le calme renaître, et je suis assuré d'avance que mes ordres seront ponctuellement exécutés. Ai-je comme malade un adulte récalcitrant, j'appelle ses parents, je leur fais constater le mal, et m'adressant à lui : « Mon ami, lui dis-je, vos parents ont vu comme moi le mal dont vous êtes atteint; votre sort est entre vos mains : voilà le remède et la guérison dans quarante-huit heures. Si vous refusez, c'est la mort à bref délai. Libre à vous, cependant, d'aller chercher un de mes confrères ; quant à moi, je vous abandonne, n'étant sûr du résultat d'aucune autre médication. » De cette façon, mes avis sont généralement suivis avec la plus rigoureuse exactitude, ce qui est une condition essentielle du succès, et, si j'ose parler ainsi, c'est que j'ai pour moi autant de certitude qu'en peuvent donner la science médicale et une suffisante expérience.

### Un conseil important pour finir

Toutes les fois qu'un malade, un enfant surtout, présente de l'enrouement avec de la fièvre, c'est un devoir strict, absolu, pour le médecin, d'examiner la gorge, quelles que soient les difficultés que puisse présenter cet examen.

# APPENDICE

Besançon, le 20 juillet 1887.

Ce Mémoire était écrit et prêt à être remis à l'imprimeur, lorsque, le 17 courant, je fus prié de me rendre immédiatement dans l'établissement pénitentiaire des religieuses du Patronage de Saint-Joseph, situé dans la banlieue de Besançon. Il s'agissait d'un jeune homme atteint, me disait-on, d'une angine qui paraissait fort grave.

La veille au soir, 16 juillet, il avait été pris de frisson avec fièvre, sensation de gêne dans la gorge, légère difficulté dans la déglutition.

C'est un adolescent de vingt ans, jardinier, très brun, fort, et paraissant de bonne constitution.

Au moment de ma visite, 20 heures après le début de la maladie, je trouvai :

Fièvre violente (40°), pouls dur, serré, donnant 125 pulsations ;

Langue saburrale ;

Adénite sous-maxillaire avec gonflement considérable de toute la région.

L'exploration du pharynx me fit reconnaître :

1° Sur l'amygdale droite, à la partie supérieure, une simple strie blanchâtre, de deux à trois millimètres de largeur, dirigée d'avant en arrière, allant se perdre dans le pharynx ;

2° L'amygdale gauche était entièrement couverte d'une plaque d'un blanc grisâtre, entourée de fongosités saignantes ; une de ces fongosités faisait une telle saillie, entre l'amygdale et la luette, que je fus obligé de faire gargariser le malade pour m'asssurer que ce n'était pas un morceau de sucre d'orge collé en cet endroit ;

3° Toutes les parties gauches du pharynx, accessibles à ma vue, me présentaient les mêmes plaques grisâtres que l'amygdale gauche.

Il eût été difficile de ne pas reconnaître immédiatement, dans ce cas, la diphtérie maligne, ou stomacace, ou angine gangréneuse des auteurs.

Après l'administration de deux grammes de poudre d'ipéca, j'instituai le traitement au chloral : une demi-cuiller à café de demi-heure en demi-heure, et les onctions d'onguent napolitain belladoné.

Le lendemain, 18 juillet, pas de changement ni dans l'état du malade ni dans le traitement.

19 juillet. Vers trois heures du soir, je visite mon malade et le trouve dans un état déplorable. Tout le pharynx est envahi, ainsi que les fosses nasales; il y a même une plaque diphtérique à la pointe de la langue; la voix est un peu voilée, mais les cordes vocales paraissent encore libres. La température est de 38°, le pouls est petit, fréquent, misérable et donne 125. Il y a de l'agitation, du délire. La respiration est gênée, anxieuse et impossible par les narines, ce qui oblige le malade à tenir constamment la bouche ouverte. L'état local et l'état général me paraissent si mauvais que j'annonce aux religieuses que le malade ne passera probablement pas la nuit. La trachéotomie ne semble même pas indiquée, en présence d'un pareil état infectieux et de la liberté du larynx. *L'insuccès de mon traitement paraît complet.*

Je m'aperçois que la cuiller à café, qui a servi au dosage du sirop de chloral, est minuscule, d'une contenance de trois grammes au maximum, et que, par conséquent, les doses ont été trop faibles; j'ordonne la solution suivante :

R. Chloral hydraté, 10 grammes.
Bromure de potassium, 10 grammes.
Eau, 150 grammes.
*f. s. a.*

à prendre par cuillers à potage de 2 en 2 heures; mais, auparavant, je fais encore donner 2 grammes de poudre d'ipéca.

20 juillet, neuf heures du matin. Pendant la nuit, les fausses membranes se sont détachées; la gorge a complètement changé d'aspect, elle est simplement recouverte d'un enduit pultacé sans cohésion ni adhérence.

Le malade commence à éprouver une sensation de cuisson très pénible quand il avale sa solution de chloral. La fièvre a disparu, l'adénite a considérablement diminué; le malade, en somme, me paraît hors de danger.

21 juillet. — L'amélioration continue. Je supprime l'administration du chloral. Il y a encore quelques moments de délire passager. Pendant les jours précédents, il n'y a pas eu de selles; la langue est très saburrale.

Huile de ricin, 30 grammes.

J'engage le malade à essayer de prendre quelques aliments solides dans la journée.

22 juillet. — Pouls excellent, température normale. Il reste encore dans la partie gauche du pharynx un peu d'enduit pultacé  Je fais reprendre le sirop de chloral jusqu'au soir.

23 juillet. — Mon malade me paraît suffisamment guéri pour que je puisse suspendre mes visites. Le pouls et la température sont à l'état normal. Le malade a mangé hier et ce matin avec appétit, sans difficulté. Il a bien dormi. A peine reste-t-il un peu de rougeur de l'isthme du gosier, et une légère ulcération à l'endroit qui a été le point de départ de la maladie. Plus de délire. Etat aussi bon que possible. Le malade est en pleine convalescence ; il se lève.

---

Cette observation me paraît intéressante sous plusieurs rapports.

Il a fallu trois jours (72 heures) pour se rendre maître de la diphtérie, au lieu de 48 heures, temps réglementaire. J'attribue cette espèce d'insuccès à ce que le chloral a été administré à des doses trop faibles pour une maladie aussi intense.

De plus, il me semble pouvoir tirer de ce fait les conclusions suivantes.

Pendant les 48 premières heures, le chloral a été administré très régulièrement toutes les demi-heures, et, bien que la quantité fût trop faible, la gorge n'en était pas moins imprégnée d'une façon à peu près constante. Malgré cela, la maladie s'est aggravée au point de faire redouter une terminaison fatale. Ce n'est que quand j'ai donné le chloral à doses plus fortes, quoique plus éloignées, que le médicament a jugulé la maladie. Il en résulterait que le chloral agirait plutôt comme antiseptique général que comme cathérétique et antiseptique local. Il serait donc probablement avantageux de le donner à des doses plus fortes que je ne l'ai fait au début, et d'éloigner les heures d'administration, de façon à pouvoir laisser aux malades et aux personnes qui les soignent un peu plus de repos.

Le délai de 48 heures, nécessaire pour la guérison, s'expliquerait par cette hypothèse : c'est qu'il faudrait précisément ce temps pour amener à saturation l'économie entière, considérée comme terrain de culture du microcoque.

Une réflexion m'est aussi suggérée par les faits précédents et par mon expérience personnelle sur l'action hypnotique du chloral : c'est que l'action antiseptique de ce corps paraît beaucoup plus active que son action hypnotique. En effet, il m'est arrivé, dans certaines maladies, dans la névralgie sciatique entre autres, de faire prendre quatre et même six grammes de chloral en quelques heures, sans obtenir le moindre effet hypnotique ou seulement sédatif, tandis que, jusqu'à ce jour, je n'ai jamais dépassé la dose de cinq grammes de chloral, en vingt-quatre heures, dans la diphtérie des adultes, et qu'elle a toujours suffi.

La question, ainsi qu'on peut le voir, mérite encore d'être étudiée ; mais les résultats obtenus dans ma pratique sont tellement satisfaisants, que je me hâte de publier ma méthode telle quelle, et je le fais d'autant plus volontiers qu'il me semble que ma dernière observation ouvre un nouvel horizon à la méthode antiseptique interne. Peut-être en viendra-t-on à faire du chloral ou de corps analogues non toxiques des agents prophylactiques de certaines affections épidémiques, du choléra entre autres ; c'est ce que j'entrevois dans l'avenir, et ce que je désire ardemment pour l'honneur de la science et pour le plus grand bien de l'humanité.

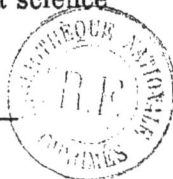

Besançon, imprimerie Franc-Comtoise, rue Gambetta.— 1964.

www.ingramcontent.com/pod-product-compliance
Lightning Source LLC
Chambersburg PA
CBHW060515200326

41520CB00017B/5049